AF586579

CONSIDÉRATIONS

SUR LES

RÉTRÉCISSEMENTS CICATRICIELS

DE L'ŒSOPHAGE

ET LEUR TRAITEMENT

PAR

le Dr Bernard DIETRICH

ÉDITEURS

A. STORCK — LYON | G. MASSON — PARIS

1895

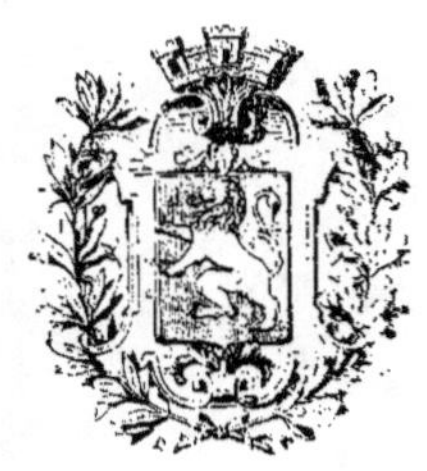

CONSIDÉRATIONS

SUR LES

RÉTRÉCISSEMENTS CICATRICIELS

DE L'ŒSOPHAGE

ET LEUR TRAITEMENT

PAR

le Dr Bernard DIETRICH

ÉDITEURS

A. STORCK | G. MASSON
LYON | PARIS

1895

PRÉFACE

A la veille de terminer nos études médicales, il nous reste à remplir un devoir bien doux : celui d'adresser à tous ceux qui facilitèrent et nous firent aimer notre tâche le modeste tribut de nos remercîments.

Ils iront d'abord à nos excellents premiers maîtres de l'Ecole de médecine de Besançon dont nous serons toujours heureux d'avoir été l'élève. Mais, parmi tous ceux qui nous aidèrent alors de leurs leçons et de leurs bons conseils, MM. les docteurs Coutenot et Saillard, médecin et chirurgien en chef de l'Hôpital Saint-Jacques, M. le docteur Bruchon, professeur d'anatomie et M. le docteur Gauderon, professeur de clinique médicale, ont un droit tout particulier à notre reconnaissance.

Nous les prions de bien vouloir en agréer l'expression avec l'assurance de notre entier et très respectueux dévouement.

Durant notre séjour à Paris, M. le docteur Rendu, professeur agrégé, médecin de l'Hôpital Necker, nous a fait l'honneur de nous admettre dans son service et de nous donner des marques de sa haute bienveillance : nous lui en exprimons notre profonde gratitude.

Nous remercions également M. le Dr Levrat, professeur agrégé, chirurgien-major de la Charité de Lyon, auprès duquel nous avons toujours rencontré un si favorable accueil.

Qu'il veuille bien croire, en retour de l'intérêt qu'il n'a cessé de nous témoigner, à notre très respectueux et très reconnaissant souvenir.

M. le docteur Villard, prosecteur de la Faculté de médecine, a bien voulu, en même temps qu'il nous honorait de son amitié, mettre à notre profit toute son expérience et tout son savoir : nous lui en adressons un bien affectueux merci.

Nous devons à M. le professeur agrégé Jaboulay le sujet de ce travail. Après nous avoir laissé disposer d'une observation, ce maître a eu la bonté de nous guider de ses excellents conseils et de sa grande compétence. Qu'il nous permette de l'assurer de nos sentiments reconnaissants et très respectueusement dévoués.

Enfin nous ressentons profondément l'honneur que nous fait M. le professeur Poilosson, d'accepter la présidence de notre thèse inaugurale.

Nous ne saurions avoir la prétention, en écrivant ces lignes, de faire l'étude complète et approfondie des rétrécissements cicatriciels de l'œsophage et de leur thérapeutique.

Nos vues ont été plus modestes.

Ayant été mis à même de voir deux malades atteintes de sténose œsophagienne à la suite de l'ingestion de liquides caustiques, nous avons cru pouvoir, en nous basant sur ces deux faits, esquisser quelques simples considérations.

Puissent-elles, contribuer pour une certaine part, si faible soit-elle à l'étude de cette obscure affection !

Notre travail comprendra quatre parties.

Dans la première, nous relaterons la pathologie des rétrécissements cicatriciels de l'œsophage en donnant au préalable, certaines indications anatomiques et physiologiques qui ont avec elle d'étroits rapports.

Dans la seconde, nous passerons en revue les divers traitements proposés pour la cure de cette affection, en insistant sur les deux procédés à peu près exclusivement employés aujourd'hui : la dilatation progressive temporaire et la gastrostomie.

Dans la troisième partie, nous établirons nos conclusions.

Enfin, la quatrième comprendra deux observations : l'une de dilatation progressive temporaire, l'autre de gastrostomie suivie de dilatation et toutes deux accompagnées de succès.

PREMIÈRE PARTIE

Pathologie des rétrécissements cicatriciels de l'œsophage

1° Anatomie et Physiologie

L'œsophage, conduit musculo-membraneux unissant le pharynx à l'estomac, peut être cliniquement considéré comme un canal rectiligne. Ses diverses inflexions antéro-postérieures et latérales ne peuvent en effet gêner l'introduction d'un cathéter à l'état normal.

Cylindrique à l'état de distension, il est, à l'état de vacuité, aplati d'avant en arrière. Il a une longeur moyenne de vingt-cinq centimètres et s'étend du corps de la sixième vertèbre cervicale, ou mieux du bord inférieur du cartilage cricoïde jusqu'au niveau de la onzième vertèbre dorsale.

Son calibre moyen est de dix-neuf millimètres, mais il existe trois rétrécissements où il n'est plus que de quatorze ; l'un à l'origine du canal, l'autre sept centimètres plus bas, le dernier enfin au niveau du cardia.

L'œsophage affecte ainsi schématiquement la forme de deux cônes à bases adossées ou plus exactement celle d'un sablier.

Ses rapports sont importants à connaître.

Au cou, l'œsophage est appliqué contre la paroi postérieure de la trachée à laquelle l'unit un tissu cellulaire très lâche, et il répond sur les côtés à la carotide primitive, à la jugulaire interne et au nerf récurrent.

Dans le thorax, il est en rapport : en avant, avec l'origine de la bronche gauche et le péricarde ; en arrière avec le canal thoracique, les veines azygos, les artéres intercostales droites et l'aorte ; latéralement, avec le médiastin, la crosse de l'aorte et les pneumogastriques.

Au point de vue de sa constitution anatomique, l'œsophage comprend trois couches : une musculeuse, une celluleuse renfermant des glandes et une muqueuse. Cette dernière a des connexions très lâches avec la musculeuse : circonstance qui favorise le glissement du bol alimentaire.

L'épithélium qui la revêt est un épithélium pavimenteux stratifié, c'est-à-dire essentiellement protecteur. Celui de la partie supérieure du pharynx étant un épithélium cilié vibratile, cette particularité histologique nous rend compte de ce fait, que les lésions déterminées par l'ingestion de substances corrosives sont plus vives dans le pharynx que dans l'œsophage.

Les propriétés protectrices de l'épithélium sont encore accrues par la présence à sa surface d'une certaine quantité de mucus, qui aide également au passage des substances dégluties.

La dilatabilité de l'œsophage parait considérable ; nous avons tous vu des bateleurs avaler des corps de volume extraordinaire. Nous savons aussi que l'œsophage devient d'un calibre énorme au-dessus des obstacles qui interceptent son trajet.

Rokitansky (1) cite un cas dans lequel il aurait pu recevoir vers son milieu le bras d'un homme de moyenne force. Mais tous ces faits proviennent d'une dilatation lente, de modifications survenues graduellement dans les parois. Quelle est la dilatabilité brusque de l'œsophage ?

Tillaux (2) nous l'indique dans les lignes suivantes : « Quelles dimensions peut acquérir l'œsophage par une distension brusque? Le conduit ne se distend pas *uniformément*. Les deux points rétrécis supérieurs atteignent 18 à 19 millim., la partie inférieure 24 millim., et la partie moyenne de l'œsophage, qui est la plus extensible, arrive jusqu'à 35 millim. De ces données anatomiques, il résulte que lorsque, par la dilatation, on aura atteint le calibre de 18 millim., on s'arrêtera. Les olives doivent donc être construites d'après ces indications. Est-ce à dire que l'œsophage ne puisse laisser passer des corps mesurant plus de 18 millim. de diamètre? Non, sans doute, car les mensurations qui précèdent ont été prises sur un œsophage distendu suivant toute sa circonférence. Cela est donc vrai seulement pour les corps arrondis, se moulant sur l'œsophage. Il n'en sera pas de même d'un corps aplati qui dilatera le canal suivant un seul de ses diamètres, et principalement suivant le diamètre transversal. »

Il suit de ces observations que l'on pourra pousser

(1) *Archives générales*, 1840, tom IX.

(2) *Anatomie topographique : œsophage.*

plus loin la dilatation avec les boules dilatatrices aplaties d'avant en arrière, telles que les a proposées Chassagny, qu'avec tout autre modèle.

Remarquons aussi avec Lannegrace (1) que ce défaut de dilatabilité brusque dépend non de l'œsophage, qui, privé de ses connexions peut, par l'insufflation, acquérir des dimensions plus grandes, mais des parties voisines qui ne sauraient, sans être tiraillées, subir une plus grande dilatation.

La muqueuse œsophagienne est douée de sensibilité, comme nous le prouvent ses papilles et les terminaisons du pneumogastrique qu'on y trouve.

Si nous perdons le sentiment d'un bol alimentaire, une fois qu'il a dépassé le niveau du cartilage cricoïde, ce n'est pas par défaut d'impressionnabilité de la muqueuse, mais par défaut d'impression du bol. L'habitude a aussi une grande part dans ce défaut de perception, puisque nous percevons très nettement le passage d'un bol trop dur, ou trop volumineux, ou présentant des aspérités, et aussi celui d'une liqueur trop forte ou trop chaude.

Cette sensibilité, intermédiaire entre la sensibilité organique et la sensibilité animale, apparaît rapidement, disparaît de même et nous donne assez exactement la notion du lieu excité.

A ce propos nous devons faire la remarque d'un fait, sur lequel Lannegrace (2) a appelé l'attention et qui est en clinique d'une grande importance : l'association existant entre les deux extrémités de l'œsophage.

(1) *Etude expérimentale des fonctions de l'œsophage.*

(2) *Loc. cit.*

De même, en effet, qu'un calcul vésical provoque une douleur à l'extrémité de l'urèthre, de même, une affection de la région du cardia sera ressentie dans la région juxta-pharyngienne et inversement. On devra donc, dans le pronostic du siège d'une lésion œsophagienne, ne prêter qu'une attention secondaire à une douleur même nettement localisée.

Comme, d'autre part, l'élément spasmodique vient presque toujours s'ajouter à cette pseudo-sensibilité d'une région saine, il s'en suit que, seule, l'exploration de l'œsophage sur un sujet anesthésié sera totalement exempte d'erreurs.

II° Étiologie

Les causes des rétrécissements cicatriciels de l'œsophage sont nombreuses. Les plaies pénétrantes, les ulcérations de toute nature de ce conduit, les ingestions de corps solides vulnérants et de liquides en ébullition sont ordinairement suivies de sténose. Mais le plus souvent, c'est l'ingestion de liquides caustiques et surtout de solutions de potasse et de soude, d'ammoniaque, d'acides sulfurique, nitrique et chlorhydrique qui déterminent les rétrécissements cicatriciels de l'œsophage.

On cite encore dans leur étiologie : l'alcoolisme, la pustulation occasionnée par l'emploi du tartre stibié, l'inflammation membraneuse de la diphtérie et les ruptur es de pustules varioliques.

IIIe ANATOMIE PATHOLOGIQUE

La présence de trois rétrécissements physiologiques sur la longueur de l'œsophage nous permet déjà de présumer la présence de trois lieux d'élection pour un grand nombre de rétrécissements cicatriciels. C'est là en effet, que les corps susceptibles d'amener une perte de substance des parois sont le plus intimement en contact avec elles et c'est là, par suite, que les lésions sont le plus sérieuses.

Telle est la seule règle générale que nous trouvions à formuler dans l'histoire anatomo-pathologique de cette affection. Sans doute, le processus est toujours le même; c'est toujours du tissu cicatriciel qui vient combler une perte de substance et produire l'angustie par sa rétractilité et par l'épaississement des parois œsophagiennes, mais on conçoit que multiples et diverses étant les causes, multiples et divers seront aussi les effets.

Le passage dans l'œsophage d'un liquide corrosif ne donnera pas lieu aux mêmes ravages qu'une ulcération résultant par exemple du séjour d'un corps étranger. Et encore les lésions varieront-elles selon la nature de ce liquide et la cause de son ingestion. Est-ce dans un but de suicide? Elles seront étendues et profondes. Est-ce au contraire le fait d'un accident? On a plus de chances alors pour avoir des lésions de peu de profondeur et limitées à la partie supérieure du canal alimentaire. Dans le premier cas, en effet, l'agent destructeur aura généralement produit son action intégrale, tandis que dans le second, sitôt la méprise reconnue, l'on aura immédiatement cherché à en atténuer les effets.

La dureté, l'élasticité, la forme des rétrécissements sont aussi entièrement subordonnées à la cause dont ils dérivent. La dureté varie avec la profondeur de la lésion, selon que la muqueuse seule ou les autres tuniques œsophagiennes auront été intéressées.

La forme offre les plus grandes diversités et varie suivant la situation qu'affecte la cicatrice.

Si la cicatrice est longitudinale et assez étendue, il en résultera un froncement des parois du canal tendant à son oblitération.

Si la cicatrice est située en un point limité de la paroi, les tissus sains attirés vers elle, formeront une bride semblable à une valvule. Si elle est plus étendue sans intéresser la totalité de la paroi, l'orifice du canal sera excentrique.

Enfin, si la cicatrice est annulaire, l'orifice sera central.

La lumière de la portion rétrécie offre un aspect très variable. Lisse ou mamelonnée, ulcérée ou non, son trajet est en général sinueux, et rend par conséquent le cathéthérisme difficile.

On trouve le plus souvent, après l'ingestion de solutions caustiques, plusieurs rétrécissements de longueur variable, pouvant atteindre plusieurs centimètres, disposés les uns au-dessus des autres.

Au niveau de la coarctation, les parois sont épaissies, principalement la tunique musculaire dont l'hypertrophie serait pour certains chirurgiens l'élément principal de la sténose, au-dessus d'elle, l'œsophage se dilate tandis qu'au-dessous son calibre diminue de plus en plus en même temps que ses fonctions physiologiques deviennent moins importantes.

4° Symptomatologie

Nous bornerons notre analyse symptomatologique aux rétrécissements qui font suite à l'ingestion de liquides caustiques.

Dans ces cas. de beaucoup les plus fréquents, les faits se succèdent ordinairement de la façon suivante :

Les violents symptômes qui avaient accompagné l'œsophagite primitive s'amendent en général au bout de quelques jours, le malade recommence à boire, à manger même, son état s'améliore et il se croit guéri. Mais au bout d'un temps variable, le plus souvent vers la troisième ou la quatrième semaine après le début des accidents, la dysphagie apparaît et devient continuelle et relativement progressive.

Nous disons relativement, parce qu'il nous semble qu'on a trop insisté sur cette difficulté graduellement croissante, que les malades atteints de rétrécissements cicatriciels de l'œsophage, auraient à déglutir leurs aliments. En clinique, ce symptôme n'est pas aussi net. Sans doute, dans son ensemble, la dysphagie est progressive, mais il existe souvent — et c'est le cas des deux malades dont nous relatons l'observation — des alternatives où la déglutition œsophagienne est simplement gênée et d'autres où elle est impossible.

L'impression que nous ressentons après avoir avalé une bouchée trop volumineuse devient habituelle pour le malade. Le passage du bol s'accompagne de sensations de brûlure ou de déchirement douloureusement ressenties le long du rachis ; il subit fréquemment des temps d'arrêt dont le malade a conscience et c'est en vain que celui-ci tente d'y remédier par une mastication et une insalivation plus complète, par des pressions et des artifices de tout genre ; ses efforts ne parviennent presque toujours qu'à lui causer de pénibles vomissements.

Si la thérapeutique n'intervient alors, la sténose continue à progresser. Les aliments solides, d'abord, ne peuvent plus passer, puis c'est au tour de la salive qui s'écoule continuellement au dehors; enfin, les liquides eux-mêmes s'arrêtent au-dessus de l'obstacle et dilatent l'œsophage jusqu'à ce qu'un vomissement les en expulse.

Le malheureux malade livré ainsi aux tourments de la faim auxquels viennent ensuite s'adjoindre ceux plus horribles encore d'une soif que rien ne peut apaiser, accablé par d'incessantes régurgitations, finit après une lente et cruelle agonie, par succomber aux progrès de l'inanition.

Les signes physiques nous sont fournis par l'auscultation et le cathétérisme.

Nous insisterons sur ce dernier au chapitre suivant ; quant à l'auscultation œsophagienne, préconisée par Hamburger, elle permettrait de percevoir des modifications dans les bruits normaux de la déglutition.

Ogston a insisté également sur la perception qu'aurait l'oreille en auscultant un œsophage rétréci, d'un retard dans la descente du bol alimentaire.

L'auscultation œsophagienne donne des résultats trop incertains en présence de ceux qui nous sont fournis par le cathétérisme pour être d'un emploi pratique.

5° Diagnostic

Les commémoratifs fourniront le plus souvent des renseignements précis sur la nature de l'affection ; mais il est des cas où ils peuvent faire totalement défaut : chez les idiots et les aliénés par exemple.

Le caractère continuel et progressif de la dysphagie sur lequel on recommande de se baser pour la différencier de celle résultant de l'œsophagisme peut manquer, nous l'avons vu, et n'a pas, en conséquence, toute l'importance qu'on a voulu lui prêter.

. La dysphagie, causée par l'œsophagisme, n'est pas d'ailleurs toujours aussi irrégulière et aussi passagère qu'on s'est plu à le montrer et nous en connaissons un cas nettement établi qui, depuis deux ans, empêche le passage de tout aliment solide.

On sera donc réduit aux seules ressources du cathétérisme. Celui-ci peut bien nous éclairer d'une façon relative sur le degré de perméabilité des rétrécissements, leur nombre, leur situation, leur forme et leur élasticité ; mais sauf le cas de paralysie œsophagienne, affection rare dans laquelle il révélera l'intégrité de calibre du canal alimentaire, il ne pourra nous faire connaître la nature de la sténose.

On assure, il est vrai, qu'une pression modérée du cathéter a dans quelques cas raison du spasme œsophagien tandis qu'elle est impuissante vis-à-vis d'un véritable rétrécissement ; mais en admettant l'utilité de cette manœuvre, comment la concilier avec ce précepte universellement admis d'éviter le moindre effort dans l'exploration œsophagienne ? Nous allons d'ailleurs rapporter quelques exemples où de simples spasmes ont pu être pris pour des rétrécissements organiques et traités comme tels.

C'est d'abord Lacombe qui le 13 février 1885 rapporte devant la Société des Hôpitaux l'histoire de deux malades.

L'un « présentait au-dessous du larynx un rétrécissement œsophagien que la sonde explore, reconnaît et finit par franchir avec une olive de sept millimètres ; le cathétérisme progressif amenait une amélioration progressive, lorsqu'un jour, après une séance, le patient frissonne, vomit, en trois jours il était mort. On fait la nécropsie, l'œsophage est absolument sain, pas la moindre érosion de la muqueuse, pas le plus léger épaississement pariétal, par contre un superbe cancer de l'estomac. »

« Dans l'autre cas, la sonde rencontrait à la portion cervicale un premier rétrécissement et le sautait sans peine ; à la hauteur du cardia second obstacle, impossible à franchir celui-là ; le premier parut négligeable, le second fut considéré comme un rétrécissement néoplasique. A huit jours de là, mort par inanition ; autopsie : le premier rétrécissement était une bonne virole néoplasique de trois centimètres de longueur ; le second, l'impassable, l'intéressant, ne pouvait être que du spasme, car on ne trouva rien à sa hauteur. » (1)

D'autre part, Bernheim a vu (*Dictionnaire Encyclo-*

(1) Forgue et Reclus : *Thérapeutique chirurgicale.*

pédique, art. Œsophage) ; « un de nos plus grands maîtres en chirurgie pratiquer l'œsophagotomie dans les circonstances suivantes : un malade vomissait les aliments et rapportait l'obstacle à l'entrée de l'œsophage, au niveau du cartilage thyroïde ; là, en effet, la sonde était arrêtée et tout semblait indiquer un obstacle ; l'incision de l'œsophage à ce niveau permit de voir qu'il n'en était rien, et l'autopsie, quelques jours après, démontra un rétrécissement squirrheux du cardia. »

Eichhorst cite des cas semblables.

M. le docteur Jaboulay en a rencontré deux dans sa pratique. Dans l'un, il gastrostomisa un malade présentant tous les signes d'un rétrécissement du cardia et se trouva en présence d'un cancer du pylore. L'autre a trait à un individu dont l'œsophage était imperméable et qui, après s'être refusé à la gastrostomie mourut d'inanition quelque temps après son entrée à l'hôpital. L'autopsie ne révéla aucune lésion ni de l'œsophage, ni de l'estomac.

Power rapporte un fait absolument analogue.

Quelle conclusion tirer de ces observations, sinon celle où nous étions déjà arrivés de par la physiologie de l'œsophage : que tout cathétérisme qui n'est pas pratiqué sur un sujet anesthésié peut faire prendre un simple spasme pour une véritable sténose ?

On conçoit donc l'extrême importance de l'anesthésie quand l'élément spasmodique diminue à lui seul le calibre œsophagien, mais en dehors de ces cas, rares à la vérité, nous croyons que dans la plupart des lésions de l'œsophage, l'élément nerveux vient ajouter son action à celle de l'élément pathologique.

Ainsi s'expliqueraient ces périodes d'aggravation subite,

ces véritables crises de dysphagie qu'on observe chez nombre de malades atteints de rétrécissements cicatriciels; ainsi s'expliqueraient encore une grande partie, sans doute, de ces cas de rétrécissements imperméables qu'on parvient à dilater par la suite et de ces sténoses tout à fait infranchissables pendant la vie et qui sont facilement perméables sur le cadavre.

L'explication qu'on a voulu donner à ces faits « par des états transitoires de congestion et d'inflammation du rétrécissement lui-même ou des régions adjacentes de l'œsophage (1) » peut être vraie dans quelques cas : elle ne saurait s'appliquer à tous.

N'est-il pas plus rationnel d'admettre qu'il existe une certaine analogie entre les phénomènes qui accompagnent les fissures anales, par exemple, et ceux qui succèdent aux lésions des parois œsophagiennes, et l'intervention de l'élément nerveux ne correspond-elle pas davantage à la réalité de ce que l'on observe?

L'influence de celui-ci est indiscutable en tout cas et nous avons noté chez les deux malades dont nous rapportons l'observation une relation évidente entre de pénibles impressions morales et l'aggravation de la dysphagie.

En conséquence, n'y aurait-il pas toujours intérêt à pratiquer le cathétérisme explorateur sous l'anesthésie, ce qui permettrait de faire la part de la contracture spasmodique et celle de la rétractilité cicatricielle, et n'en tirerait-on pas souvent de précieux renseignements au point de vue du diagnostic, du pronostic et même du traitement?

(1) Bouveret, *Traité des maladies de l'estomac.*

Ce que nous avons pu observer sur nous-mêmes et sur une malade dont nous rapportons l'observation nous a démontré l'insuffisance de l'anesthésie locale : c'est donc à l'anesthésie générale qu'on aura recours. Il est du reste une circonstance qui faciliterait son emploi : l'œsophage est très sensible à l'action de l'éther et du chloroforme; « les ondes péristaltiques de ce conduit se suppriment avant que les mouvements pharyngiens de déglutition soient éteints et lorsque l'anesthésie disparaît, le pharynx reprend ses fonctions avant que l'œsophage ait récupéré l'exercice des siennes (1). »

Ainsi pratiqué, le cathétérisme œsophagien permettrait d'exclure du diagnostic des rétrécissements cicatriciels de l'œsophage, outre la paralysie, le spasme de ce conduit; mais là se bornent ses renseignements, et il n'indique même pas si la sténose qu'il décèle a une origine intrinsèque ou extrinsèque.

En général, un examen attentif du malade dévoilera les causes amenant un rétrécissement par compression, telles que l'anévrysme de l'aorte et les tumeurs de voisinage; mais c'est avec les rétrécissements cancéreux que la confusion pourra être facile, surtout si l'on a affaire à ces rétrécissements cicatriciels « alcooliques », sur lesquels Verneuil a appelé l'attention.

La présence dans les matières vomies de débris épithéliomateux éclairerait le diagnostic; mais le plus souvent, on sera réduit aux simples signes de probabilité et l'on notera avec soin les antécédents du malade, le changement de coloration de ses téguments, le retentissement

(1) Lannegrace, *loc. cit.*

ganglionnaire de l'affection et le développement de noyaux cancéreux dans d'autres organes. Le hoquet, fréquent dans les rétrécissements cicatriciels, serait rare dans les rétrécissements néoplasiques par suite de la destruction des filets du pneumogastrique.

On observerait plus souvent aussi, dans ces sortes de sténoses, la coexistence de troubles respiratoires (dyspnée, dysphonie, aphonie).

Nous terminerons, en recommandant de se tenir en garde, dans l'exploration œsophagienne, contre l'erreur consistant à prendre pour un rétrécissement la saillie quelquefois excessive du cartilage cricoïde.

6° Pronostic

Bien qu'il soit illusoire de jamais espérer une guérison radicale, et que le malade, pour éviter les récidives doive se cathétériser jusqu'à la fin de ses jours, le pronostic des rétrécissements cicatriciels permettant l'alimentation doit être considéré comme favorable.

Quant aux rétrécissements imperméables, ils étaient autrefois, pour la plupart, presque fatalement et promptement mortels, soit du fait de l'inanition, soit de celui de l'intervention opératoire.

Il n'en est plus de même à l'heure actuelle. A la seule condition de ne pas attendre que l'inanition ait mis le malade dans un état de misère physiologique qui le rende incapable de supporter aucune intervention, à la seule condition de ne pas opérer un moribond, la gastrostomie doit aujourd'hui sauver les malades porteurs de rétrécissements cicatriciels chez lesquels la pratique de la dilatation est impossible.

De plus, en dehors des cas où la perméabilité œsophagienne a pu être rétablie consécutivement à la gastrostomie, les perfectionnements apportés à cette opération n'en font plus le triste expédient qu'elle était autrefois et le gastrostomisé a aujourd'hui une existence très tolérable.

DEUXIÈME PARTIE

Traitement

Le traitement est exclusivement chirurgical car l'effet de la médication iodurée sur les cas bien rares de rétrécissements d'origine syphilitique ne peut être qu'impuissant : le propre du tissu cicatriciel étant d'être indélébile, inaltérable si ce n'est par une action extérieure.

Les principaux procédés employés sont : 1° la cautérisation; 2° l'électrolyse; 3° le cathétérisme forcé; 4° la dilatation brusque; 5° la dilatation progressive; 6° l'œsophagotomie interne; 7° l'œsophagotomie externe; 8° l'œsophagostomie; 9° la gastrostomie.

1° Cautérisation

Imaginée par Paletta, en 1789 et autrefois très en honneur. Elle se pratiquait en portant, au moyen de sondes, de pinces ou de bougies spéciales, un caustique au niveau du rétrécissement.

Ce moyen dangereux est complètement abandonné, car il agit en aveugle, et l'on ne saurait en limiter l'action.

2° Electrolyse

Nous croyons pouvoir rapprocher de la cautérisation l'électrolyse, ce procédé n'agissant probablement que par la galvanocaustie, bien que Bœckel lui attribue aussi une action autre sur les tissus qu'il ramollirait.

L'électrolyse qui a le mérite, entre des mains expérimentées, de paraître exempte de dangers, a été trop peu souvent employée jusqu'ici pour que l'on puisse porter sur elle une appréciation quelconque.

3° Cathétérisme forcé

Ce moyen dangereux, exposant à des irruptions mortelles dans le médiastin, ne doit jamais être employé.

4° Dilatation brusque

De nombreux instruments ont été imaginés pour la pratiquer. Citons les dilatateurs de Schutzenberger, de Le Fort, de Fletcher, de Durham, de Richardson, la pince dilatante de Charrière, celle de Broca, la sonde de Ducamp, le dilatateur à air d'Arvott, etc...; tous ne font que préparer le passage aux bougies dilatatrices.

La dilatation brusque doit être complètement rejetée comme violente et brutale, exposant à de dangereuses déchirures ; le volume des instruments qu'elle nécessite la rend d'ailleurs le plus souvent impraticable.

5° Dilatation progressive

Elle peut être permanente ou temporaire.

1° *Dilatation progressive permanente.* — Elle se pratique à l'aide des instruments de Jameson, de Switzer, de Bruns. Tous les procédés employés reposent sur le même principe et consistent à déposer un cylindre d'ivoire au niveau du rétrécissement et à l'y maintenir. Cette méthode est à peu près universellement condamnée, en raison des dangers auxquels elle expose.

On peut en rapprocher le procédé de Symes consistant dans l'introduction et le séjour à demeure d'une canule entre les lèvres du rétrécissement.

2° *Dilatation progressive temporaire.* — Elle s'opère au moyen de sondes ou de bougies flexibles, de formes variées, disposées en séries graduées et terminées en général par un renflement.

Les principaux instruments employés à cet effet sont ceux de Velpeau : sondes pourvues de renflements sphériques, augmentant progressivement de calibre jusqu'à leur portion externe ; de Bennett : tiges en baleine à l'extrémité desquelles on peut visser des boules d'ivoire de diverses grosseurs ; de Bouchard et de Richet : bougies cylindro-coniques en gomme, de différents calibres et sondes chargées de grenaille de plomb, présentant une grande flexibilité et un poids plus considérable.

Verneuil enfin « eut l'ingénieuse idée de glisser sur un mandrin en baleine préalablement introduit dans le rétrécissement, une tige métallique très souple et flexible terminée par une boule d'ivoire ovale ou aplatie d'avant en arrière ».

M. le docteur Jaboulay accorde la préférence aux cathéters garnis de grenaille de plomb et munis à leur extrémité d'un renflement olivaire. Ce modèle, en effet, bute moins facilement contre les plis de la muqueuse et n'expose pas à créer des fausses routes comme les bougies cylindro-coniques.

M. le professeur Pollosson nous a cependant cité un cas dans lequel il était de toute impossibilité de faire parvenir une sonde dans l'œsophage sans la conduire sur un mandrin.

Quelque soit l'instrument dont on se serve, le procédé opératoire reste toujours le même : nous allons brièvement l'exposer.

Pour faire parvenir un cathéter dans l'œsophage, il suffit après son engagement dans le pharynx de le pousser avec douceur pendant un effort de vomissement.

Il sera bon pour faciliter ce passage d'enduire l'extrémité de l'instrument d'un corps gras quelconque ; les anesthésiques locaux (vaseline cocaïnée, belladonée) employés chez une des malades dont nous relatons l'observation, n'ont pas donné grands résultats.

Bouchard prescrivait de ne pas prolonger les séances de dilatation plus de cinq à huit minutes, mais si le malade le tolère, elles peuvent être considérablement prolongées. Dans une de nos observations, elles étaient pratiquées chaque jour par la malade pendant une à deux heures consécutives et leur longue durée a certainement contribué pour une large part aux heureux résultats obtenus.

On arrêtera la dilatation losqu'elle aura atteint un diamètre de quatorze milimètres; certains chirugiens recommandent de la pousser jusqu'à deux centimètres mais il est inutile d'aller aussi loin. La dilatation devenue suffisante, le malade devra continuer à entretenir le calibre de son œsophage en se cathétérisant d'une façon régulière à des intervalles variables, sans doute, avec chaque cas particulier.

La dilatation progressive temporaire est un moyen efficace, d'un emploi facile et exempt de tout danger quand il est pratiqué avec douceur. Il importe en effet d'en bannir tout effort, et de ne pas transformer ce procédé inoffensif en un périlleux cathétérisme forcé : patience et longueur de temps, telle sera la maxime qui devra diriger son emploi et avec laquelle on arrivera sûrement au but.

Ce n'est pas, du reste, une action mécanique qu'on recherche en la pratiquant, mais une action vitale : les tissus ayant pour règle de fuir le contact d'un corps étranger et de s'écarter devant lui : il s'ensuit que toute tentative de violence serait aussi inutile que dangereuse.

Ces deux raisons, innocuité et efficacité, font de la dilatation progressive temporaire le traitement de choix des rétrécissements cicatriciels suffisamment perméables pour permettre l'alimentation du malade.

6° Œsophagotomie interne

Cette opération qui consiste dans la section du rétrécissement au moyen d'un instrument introduit dans l'œsophage fut imaginée par Maisonneuve en 1861.

Divers instruments ont été inventés à cet effet. Nous nous contenterons de citer ceux de Maisonneuve, de Lannelongue, de Trélat et de Dolbeau.

L'opération a été pratiquée suivant deux procédés différents : l'un consistant à sectionner le rétrécissement de haut en bas, l'autre à agir de bas en haut.

L'œsophagotomie interne, analogue sous bien des rapports à l'uréthrotomie interne, est loin de posséder les avantages de cette opération. L'œsophagotomie en effet « agit à l'aveugle dans la région la plus périlleuse » et son action est suivie trop souvent d'hémorrhagies et de phlegmons.

Les statistiques de Mackenzie qui accuse une mortalité de 27 0/0 et de Gross, pour lequel la mortalité immédiate est de 33, 33 0/0 disent assez les dangers de l'opération. L'œsophagotomie ne fait du reste que préparer la voie à la dilatation, et il n'a pas toujours été possible de dilater le rétrécisssement après son incision.

Toutes ces raisons nous aideront à comprendre que la pratique de l'œsophagotomie interne soit devenue de plus en plus rare à mesure que s'affirmaient davantage les succès de la gastrostomie.

7° Œsophagotomie externe

Conseillée par Stoffel au commencement du siècle dernier, elle a été pratiquée assez rarement d'ailleurs soit au-dessus de la sténose, soit à son niveau par Monod, Lavacherie, Bruns, Watson, Gussenbauer, etc., et était ordinairement suivie de stricturotomie ou de la dilatation.

De tous les procédés thérapeutiques appliqués autrefois à la cure des rétrécissements imperméables, c'était le plus sûr et peut-être aussi le moins dangereux, mais il n'en était pas moins plein de périls et l'on s'explique aisément la répugnance des chirurgiens à en faire usage. Cette opération ne pouvait d'ailleurs se pratiquer que dans les cas de rétrécissements siégeant à la portion cervicale de l'œsophage.

8° Œsophagostomie

L'œsophagostomie, c'est-à-dire l'ouverture d'une bouche œsophagienne, ne présente, *a priori* aucune chance de succès.

L'alimentation par cette voie est en effet très laborieuse et ne tarde pas à être insuffisante ; l'œsophage ne pouvant se débarrasser des bols qu'on lui présente qu'à la condition expresse qu'ils soient très espacés.

D'autre part, il faudrait être certain, ce qui est impossible, qu'il n'existe pas d'autres rétrécissements au-dessous de la fistule œsophagienne.

Il n'est du reste pas besoin d'insister longuement sur les tristes résultats de cette opération : les statistiques sont suffisamment concluantes.

Sept cas de Follin et Terrier n'ont donné qu'une survie de quelques mois dans les cas les plus favorables et cinq œsophagostomies pratiquées par Bryck, Horsy, Nicoladoni, Stuttgaard et Zencker ont donné cinq morts dont quatre des suites de l'opération : soit une mortalité de 80 0/0 et une survie de quarante jours.

9° Gastrostomie

L'idée de créér une bouche stomacale pour alimenter les malades dont l'œsophage était imperméable est due au Norvégien Egeberg (1837) et fut pour la première fois mise en pratique par Sédillot en 1849.

Les premiers résultats de l'opération furent désastreux et la gastrostomie décriée, regardée comme une hardiesse sans excuse fut presque entièrement abandonnée.

Cependant, les dangers des autres moyens thérapeutiques, le triste sort des malheureux abandonnés aux illusoires ressources de l'alimentation rectale, et enfin et surtout, le glorieux avénement de l'ère antiseptique provoquèrent un heureux retour dans les esprits.

Depuis 1876, époque où Verneuil fit en France une nouvelle et heureuse tentative, les gastrostomies se multiplièrent et aussi leur succès.

Cohen, dans sa thèse, relate cinquante-trois cas de gastrostomie pour rétrécissements cicatriciels avec vingt-quatre guérisons et vingt-neuf morts ; mais, en éliminant dans cette statistique les opérations de la période préantiseptique, il reste quarante-six opérations et seulement vingt-deux morts.

Zezas remarque qu'avant la pratique de l'antisepsie quatre gastrostomies donnèrent quatre morts tandis que vingt-sept de la période contemporaine ne comptent que onze décès.

Heydenreich a rassemblé, d'autre part, dix observations pour lesquelles la mortalité s'abaisse à 30 0/0.

Cette moyenne encore élevée ne tient ni aux dangers opératoires contre lesquels nous sommes suffisamment armés, ni aux complications péritonéales qu'une asepsie rigoureuse permet sûrement d'éviter. Elle paraît devoir être rapportée pour la plus large part à cette trop grande tendance que l'on a de ne pratiquer la gastrostomie qu'à la dernière extrémité et la mauvaise matière opératoire est plus à incriminer que l'opération.

Ainsi « sur les vingt-neuf décès enregistrés par Cohen, sept sont dus à l'inanition et à l'épuisement, sept aux affections pulmonaires aiguës; un opéré est mort asphyxié, un autre a péri de mort subite; l'opéré de Tillaux s'est laissé mourir de faim (1) ».

Une autre cause de périls résidait dans la béance de la bouche stomacale par laquelle les aliments ressortaient sans avoir conjuré l'inanition et qui constituait, en plus, une voie largement ouverte à l'infection.

Les procédés opératoires aujourd'hui en usage permettent de réaliser son occlusion. En s'y conformant et en gastrostomisant les malades de bonne heure, c'est-à-

(1) Forgue et Reclus, *loc. cit.*

dire dès que leur alimentation devient impossible, on se mettra donc à l'abri des deux grandes causes de mort qui emportaient les opérés, et nous croyons qu'on peut conclure avec Greig Smith (1) qu' « un chirurgien exercé peut à l'heure actuelle pratiquer la gastrostomie avec une mortalité inférieure à 10 0/0, si les cas sont bien choisis. »

Quant à ses résultats, la gastrostomie, palliatif toujours sûr, ayant le seul inconvénient de priver ceux qui la subissent des plaisirs de la table, peut dans certains cas acquérir toute la valeur d'une méthode curative en permettant de tenter consécutivement à elle et de réussir la dilatation du rétrécissement.

Ainsi, l'ouverture d'une bouche stomacale est actuellement une opération présentant peu de dangers et donnant d'heureux résultats. Elle est donc légitime toutes les fois qu'un rétrécissement cicatriciel siégeant dans l'œsophage s'oppose à l'alimentation du malade; elle est de plus nécessaire car nous n'avons pas d'autres moyens à opposer à l'inanition et « quand elle ne donnerait que 10 0/0 de succès, elle serait encore aussi justifiée que la ligature des plus gros troncs artériels dans les cas d'hémorragie (2). »

Les ressources de l'alimentation rectale sont absolument illusoires, et ne peuvent que « prolonger l'agonie ». On devrait cependant y recourir et essayer par ce faible moyen de soutenir le malade si la gastrostomie ne pouvait être pratiquée aussitôt qu'il serait nécessaire.

(1) *Chirurgie abdominale*. Traduction Vallin.

(2) Greig Smith, *loc. cit.*

On retirerait sans doute dans ce cas de bons résultats de l'emploi d'injections sous-cutanées de sérum artificiel, l'expérimentation ayant démontré à Lannegrace (1) que dans la ligature de l'œsophage, la mort est en général le fait d'une décomposition du sang produite par sa déshydratation.

Avant de passer à la technique opératoire nous rappellerons sommairement les rapports de l'estomac avec la paroi abdominale.

D'après Labbé, l'estomac serait en contact avec elle dans une région triangulaire délimitée en bas par une ligne horizontale passant par le bord inférieur du cartilage de la neuvième côte, à gauche par le rebord des fausses côtes, à droite par le bord antérieur du foie.

Cette description, exacte pour le plus grand nombre des cas, ne saurait s'appliquer à tous et souvent, surtout chez les sujets inanitiés, c'est au-dessous du foie qu'il faudra aller chercher l'estomac.

Pour Tillaux « l'estomac est placé dans l'abdomen de telle façon que sa direction, loin d'être horizontale comme on le croit généralement, est oblique et parfois même verticale et que les orifices cardiaque et pylorique se trouvent presque sur le trajet d'une même ligne verticale. »

« Plusieurs incisions ont été mises en avant et adoptées. Sédillot faisait une incision cruciale au-dessous de l'appendice xiphoïde. L'incision de Fenger, préconisée ensuite, conduite parallèlement au rebord costal gauche, tout proche de celui-ci, est actuellement plus généralement usitée. Sydney Jones eut recours à une incision

(1) *Loc. cit.*

presque verticale suivant une ligne menée du mamelon gauche à l'épine du pubis. Maury incisa suivant une ligne courbe à convexité répondant à la ligne médiane. Cooper Forster fit une incision verticale coupant le sommet de la ligne semi-lunaire, et quelques chirurgiens anglais l'ont adoptée.

« Howse conseille une incision verticale à travers et le long du bord externe du grand droit de l'abdomen (1). »

Suivant la pratique de Küster, M. le professeur Pollosson et M. le Dr Jaboulay incisent sur la ligne blanche.

Cette laparatomie médiane nous paraît préférable parce qu'elle est plus facile et qu'on évite en la pratiquant l'anastomose de l'épigastrique avec la mammaire interne dont la blessure peut causer des hémorragies assez graves.

L'incision de la paroi abdominale ainsi effectuée, on procède à la recherche de l'estomac qui, lorsqu'il est rétracté, peut être confondu avec lé côlon.

On évitera l'erreur en se rendant compte des bosselures et des bandes transversales propres au gros intestin, tandis que l'estomac est, selon la pittoresque et véridique expression de Tillaux, « plat comme un galet ».

Terrillon indique aussi le criterium suivant :

Introduire l'index dans la plaie. Ce doigt sentira un organe qui ne peut être que l'estomac ou le côlon : s'il ne peut en atteindre la limite supérieure, il sera sûrement en présence de l'estomac.

Celui-ci une fois reconnu, on attire au dehors sa grande courbure et on la fixe à la paroi.

(1) Greig Smith, *loc. cit.*

Les sutures doivent intéresser d'une part le péritoine pariétal et avec lui la couche musculo-aponévrotique, et cheminer, de l'autre, dans l'épaisseur de la musculeuse stomacale ou entre cette couche et la muqueuse.

Il faut avoir soin de ne pas faire passer les fils dans l'intérieur de la cavité stomacale dont ils draineraient les liquides dans le péritoine, ce qui causa un décès chez un opéré de Kraske.

On réunira ensuite les sections musculaires et cutanées qui se trouvent de chaque côté de l'incision, sauf en un endroit de la largeur d'une pièce de cinquante centimes où l'on pratiquera l'ouverture stomacale.

Cette ouverture est le point le plus important de l'opération.

Elle doit être, en effet, une porte d'entrée pour les aliments et jamais une porte de sortie. Son défaut d'occlusion, outre qu'il constitue une pénible et répugnante infirmité, rend précaire l'alimentation, détermine l'ulcération des tissus ambiants par leur contact avec le suc gastrique et ouvre une voie à l'infection. Aussi, en présence de l'insuffisance des divers obturateurs imaginés, les chirurgiens ont-ils tenté de parer à ce dangereux inconvénient par un procédé opératoire quelconque.

Terrier retrousse la muqueuse pour la suturer à la peau et compte sur les plis ainsi formés pour obturer l'orifice.

Ce procédé rend l'introduction de la sonde plus difficile sans s'opposer de façon satisfaisante au suintement des liquides stomacaux et le prolapsus de la muqueuse n'est pas sans dangers au point de vue antiseptique.

Nous rapprocherons de cette façon d'agir celle d'Ulmann de Vienne qui cherche à obtenir la fermeture de la fistule par la torsion de la paroi stomacale attirée en avant.

Hahn reporte l'orifice au niveau du huitième espace intercostal et compte pour empêcher le reflux des liquides sur sa position moins déclive et sur l'action des cartilages costaux.

Girard laparotomise à travers le grand droit et croise des faisceaux de ce muscle de façon à former un véritable anneau sphinctérien autour de la bouche stomacale.

Le professeur Witzel, de Bonn, après avoir fixé la paroi du viscère à la peau, « l'incise obliquement en cheminant entre la musculeuse et la muqueuse de façon à faire de cette dernière une véritable valvule. » Il réalise ainsi une disposition analogue au mode d'abouchement de l'uretère dans la vessie.

M. le docteur Jaboulay (1) a préconisé un procédé repris ensuite par Villar, de Bordeaux, et qui consiste après avoir laparotomisé à travers le muscle grand droit, gauche de l'abdomen, « à tailler un lambeau cutané vertical en forme de pont, long de cinq centimètres et dont la largeur s'étend de la plaie opératoire à la région médiane. »

On fait passer sous lui une partie de la paroi stomacale et l'on obtient par ce moyen « un canal avec un orifice extérieur qui est médian, une portion qui est sous-cutanée horizontale et dont la longueur est égale à la largeur du lambeau sous-cutané, une autre portion qui est antéro-postérieure et intra-musculaire et aboutit à l'estomac. »

(1) *Gazette hebdomadaire*, 1894.

M. le docteur Jaboulay a abandonné ce procédé, le trajet fistuleux tendant progressivement à se réduire et les deux orifices, externe et interne, finissant par coïncider.

Il existe d'ailleurs un moyen simple, indiqué par Bryant, d'empêcher l'incontinence de la bouche stomacale : c'est de faire une incision très petite, une simple ponction juste suffisante pour admettre une sonde de petit calibre.

La malade dont nous relatons l'observation et qui a été opérée suivant ce ce procédé n'a jamais présenté de suintement.

Faut-il, ainsi que le veulent Zesas et Kocher, opérer en un temps, c'est-à-dire faire suivre immédiatement la gastropexie de l'incision stomacale, ou différera-t-on cette dernière selon la pratique recommandée par Egeberg, Nélaton, Howse et Billroth ?

Les statistiques s'accordent à établir que l'opération en deux temps est préférable ; c'est donc à elle que l'on aura recours toutes les fois qu'il n'y aura pas urgence absolue d'alimenter le malade.

On ponctionnera l'estomac trente-six à quarante-huit heures après sa suture à la paroi abdominale. Plus tôt, les adhérences péritonéales ne seraient peut-être pas encore complètement établies et l'on s'exposerait en opérant plus tard à être gêné par une couche d'exsudat.

Il ne faut pas perdre de vue, d'ailleurs, que les instants sont toujours précieux quand il s'agit d'alimenter un malade inanitié ou en imminence de l'être comme le sont tous les gastrostomisés pour rétrécissements cicatriciels.

Les injections stomacales que l'on pourra commencer une demi-heure après l'opération seront d'abord composées de lait et de bouillon, puis plus tard, de champagne, de grog, de purées et de viande hachée. Elles devront être faites souvent et par petite quantité.

Au bout de trois semaines, l'opéré pourra se gaver lui-même.

On a discuté la question de savoir s'il devait ou non mâcher et insaliver ses aliments de façon à avoir « l'odeur du festin et l'ombre de l'alimentation ordinaire. »

Malgré l'opinion de Terrillon qui engage à ne pas suivre cette pratique, les aliments étant exposés à être entraînés par des mouvements de déglutition dans un œsophage imperméable, on s'accorde généralement à ne pas refuser au gastrostomisé cette satisfaction, la salive ayant peut-être plus d'importance que ne lui en accordent les physiologistes et une certaine synergie fonctionelle paraissant réellement exister entre les actes digestifs qui se passent dans la cavité buccale et ceux dont l'estomac est le siège (1).

La gastrostomie pare donc à l'inanition du malade en permettant son alimentation ; mais elle a aussi un autre résultat des plus importants : elle fait disparaître l'élément spasmodique et permet quelquefois à un cathétérisme post-opératoire de réussir. De simple palliatif, elle peut donc devenir un véritable moyen curatif.

Malgré les succès de Loreta et de Socin, nous croyons peu à la réussite habituelle du cathétérisme rétrograde que les dimensions exiguës de la bouche stomacale doivent rendre très difficultueux; mais des tentatives de cathétérisme direct devront toujours être faites et poursuivies avec persévérance.

(1) Gautrand : Th. Lyon. 1894.

D'après une statistique de Le Fort, sur seize malades gastrostomisés avec succès, treize ont recouvré la perméabilité de l'œsophage.

Le cas de Bryant dont l'opérée, gastrostomisée pour un rétrécissement infranchissable, déglutit de la viande dix-huit mois après l'opération, ceux de Colley et Howse, de Schattauer, de von Bergmann, de Hjort, de Terrier dans lesquels la voie alimentaire normale a pu être rétablie et la fistule stomacale oblitérée au bout de quelques semaines, enfin, l'intéressante observation que nous devons à l'obligeance de M. le docteur Jaboulay sont bien faits pour encourager les chirurgiens dans cette voie.

TROISIÈME PARTIE

—

Conclusions

I. — Le cathétérisme œsophagien pratiqué *sous l'anesthésie* est très utile, en permettant de faire la part de l'élément spasmodique et celle de l'élément cicatriciel.

II. — Les rétrécissements cicatriciels suffisamment perméables pour permettre l'alimentation du malade sont justiciables de la dilatation progressive temporaire.

Celle-ci sera pratiquée avec la plus grande douceur à l'aide de cathéters pourvus d'une extrémité olivaire. Les séances de dilatation prolongées pendant une ou deux heures ont d'heureux résultats.

III. — Les rétrécissements cicatriciels imperméables ou dont la perméabilité n'est pas suffisante pour permettre l'alimentation du malade sont justiciables de la gastrostomie.

L'opération sera pratiquée le plus tôt possible. S'il n'y a pas urgence d'alimenter le malade on pratiquera d'abord la gastropexie après laparotomie médiane et l'on ponctionnera l'estomac trente-six à quarante-huit heures après. La petitesse de l'incision stomacale suffit à en assurer la parfaite occlusion.

On cherchera toujours, après l'opération, à dilater le rétrécissement et à rétablir la perméabilité de la voie alimentaire normale.

QUATRIÈME PARTIE

—

Observations

———

OBSERVATION I

Rétrécissement cicatriciel de l'œsophage.
Dilatation progressive temporaire. — Guérison.

Mme Marie R... absorbe par mégarde le 24 décembre 1892, une demi-cuillerée environ d'une solution caustique (acide chlorhydrique, azotique ?)

Les symptômes d'une œsophagite violente se déclarèrent aussitôt et la malade fut admise à l'hospice de Vizille où on lui administra de la magnésie calcinée. Mme R... y resta en traitement jusqu'au milieu du mois de mars 1893, époque à laquelle, son état ne s'améliorant pas, elle entra dans le service du Dr Bard, à l'hôpital Saint-Pothin de Lyon.

Là, elle fut soumise au cathétérisme œsophagien, et ce n'est qu'avec la plus extrême difficulté qu'on parvint à passer, à l'aide d'un mandrin, une sonde n° 12 qui révéla la présence de deux rétrécissements situés à la partie inférieure de l'œsophage.

La situation de Mme R... était alors critique. La déglutition de la salive elle-même était douloureuse et difficultueuse, la dilatation de la sténose ne faisait aucun progrès si bien que l'alimentation de la malade quoique exclusivement liquide, se trouvait fort compromise et qu'on discuta la possibilité d'une gastrostomie.

C'est dans cet état que M. le Dr Bard adressa la malade à M. le Dr Auguste Pollosson dans le service duquel elle entra le 6 avril suivant.

Le cathétérisme est alors pratiqué régulièrement en raison d'une séance d'une demi-heure en moyenne tous les deux jours, et assez bien supporté par la malade. Quelquefois les mucosités dont il provoque l'expuition présentent quelques filets de sang.

Pendant quatre mois environ, on ne peut franchir le rétrécissement avec une sonde supérieure au n° 12, mais enfin, le calibre des cathéters peut être progressivement augmenté et le 29 mars 1894, Mme R... quitte l'Hôtel-Dieu.

La dilatation était alors suffisante pour permettre le passage d'une sonde n° 26 et pour que la malade puisse avaler des aliments solides coupés en menus morceaux qu'elle sent éprouver un temps d'arrêt en deux points le long de leur trajet œsophagien.

Du mois de mars 1894 à la fin de la même année, l'état de Mme R... resta le même. Elle vint à plusieurs reprises se faire cathétériser à l'Hôtel-Dieu ; mais peu à peu, l'ingestion des aliments solides redevint impossible et la malade dut de nouveau recourir à l'alimentation lactée.

Cet état alla en empirant et vers la fin du mois de janvier 1895, la malade fut prise, à la suite de peines morales, de vomissements alimentaires. Le lait qu'elle absorbait était rendu quelques instants après non altéré et mélangé à du mucus.

Cette crise dura treize jours et céda — d'après la malade — à l'ingestion d'eau très chaude.

Enfin, le 26 février 1895, Mme R... rentre dans le service de M. A. Pollosson, alors remplacé par M. le Dr Jaboulay.

Le cathétérisme œsophagien est repris de façon régulière.

Les séances ont lieu tous les jours et sont prolongées pendant une demi-heure. Du n° 12 qu'on passait au début on est progressivement arrivé aujourd'hui (30 mars 1895) à introduire le n° 24, et l'on contaste la présence de deux rétrécissements siégeant respectivement à 25 et à 35 centimètres des arcades dentaires, soit à 10 et à 20 centimètres de l'extrémité supérieure de l'œsophage. Le passage de la sonde est très douloureux en ces deux points, principalement au niveau de l'inférieur et amène parfois l'expuition de mucosités sanguinolentes.

La nourriture de la malade consiste actuellement en lait et en bouillie de riz qu'elle avale par très petites quantités à la fois et avec beaucoup d'efforts.

Depuis quelque jours, on a ajouté à ce régime de menus morceaux de pain qui pendant leur trajet œsophagien produisent à la malade l'impression de graviers.

L'état général est très satisfaisant et la malade engraisse d'une façon progressive.

3 avril. — Le spasme a augmenté. Le n° 24 ne peut être toléré que quelques instants. — On voudrait tenter le cathétérisme sous l'anesthésie, mais la malade s'y refuse.

5 avril — Le n° 25 a franchi l'obstacle. — Le 24 est toléré pendant une demi heure.

OBSERVATION II (due à la bienveillance de M. le Dr Jaboulay)

(Rétrécissement cicatriciel imperméable. — Gastrostomie. — Dilatation progressive temporaire. — Rétablissement de la voie alimentaire normale.

Mlle V... avale par mégarde, le 1er septembre 1894, une bonne gorgée de solution de potasse. Cet accident provoque un vomissement de sang et une douleur tellement vive qu'elle occasionne une syncope.

Appelé immédiatement, M. le Dr Chapuis, de Lons-le-Saunier, ne constate qu'un peu de rougeur du pharynx. Il fait le traitement approprié et arrive à calmer la malade qui souffrait atrocement, en lui faisant sucer de la glace.

Pendant les jours suivants, rien de caractéristique : la malade se met à boire, à manger même, mais la déglutition est assez douloureuse.

Pendant un certain temps, on croit à de l'œsophagisme ; tantôt, en effet, la malade peut avaler, tantôt, au contraire, rien ne passe. Le cathétérisme est tenté, mais on est arrêté par une contracture du pharynx et des vomissements; on réussit enfin à introduire une bougie qui franchit aisément deux rétrécissements situés l'un en haut, l'autre à moitié de l'œsophage, mais vient buter sur un troisième, imperméable celui-là, et situé à 35 centimètres des arcades dentaires, c'est-à-dire au voisinage du cardia.

Malgré tous les procédés employés : bougies fines, bougies uréthrales montées sur un fil de fer, cet obstacle ne peut être franchi.

Trois semaines après l'accident, aucun aliment solide ne peut plus pénétrer dans l'estomac. La déglutition de la salive, d'abord gênée, devient bientôt impossible; enfin c'est au tour des liquides de ne pouvoir franchir l'obstacle.

Aux souffrances de la faim, viennent alors s'ajouter les tortures plus cruelles d'une soif que rien ne peut calmer. Des vomissements presque incessants rejettent hors de l'œsophage de la malade de la salive mélangée à du mucus et aux liquides alimentaires qu'on tente toujours en vain d'introduire. Les lavements alimentaires auxquels on a recours n'amènent pas d'amélioration.

L'inanition est extrême. Mlle V..., qui pesait 55 kilos au moment de son accident, n'en pèse plus que 40; tout le monde la condamne à bref délai.

C'est dans cet état — désespéré — que M. le Dr Jaboulay gastrostomise d'urgence la malade, le 26 octobre.

La gastropexie est d'abord pratiquée après la laparotomie médiane, et l'incision de l'estomac, effectuée trente-six heures après cette première opération reçoit une sonde n° 14 par laquelle une injection d'un demi-litre de bouillon est immédiatement pratiquée.

Les suites de l'opération sont très satisfaisantes : huit jours après, la malade peut se lever. La fistule stomacale ne donne lieu à aucun suintement, les injections alimentaires sont très bien tolérées, les forces de la malade reviennent.

M. le docteur Jaboulay tente alors l'introduction d'un cathéter dans l'œsophage ; il subit trois insuccès, mais enfin le 13 novembre, il parvient en la dirigeant contre la paroi postérieure de l'œsophage à passer une sonde de 3 millimètres de diamètre (n° 2).

Le cathétérisme échoue de nouveau le lendemain, mais le 15 novembre et les jours suivants le rétrécissement est franchi et admet à la fin du mois un n° 8.

Ce n'est qu'à partir de cette époque que Mlle V... peut déglutir des liquides; toutefois la salive ne passe toujours pas. Le jour, elle s'écoule en abondance hors de la bouche de la malade et est rejetée la nuit par des régurgitations.

L'alimentation par la sonde stomacale est encore continuée quelque temps.

Pendant le cours du mois de décembre, la dilatation progressive temporaire est régulièrement pratiquée et la malade contribue pour une large part à ses bons résultats en se faisant elle-même des séances de dilatation pendant une à deux heures consécutives chaque jour.

On gagne environ un numéro tous les deux jours et la malade augmente à peu près régulièrement de 800 grammes chaque semaine. La salive passe quand on a réussi à franchir le rétrécissement avec un n° 14.

A partir du n° 18, les soupes et les viandes blanches peuvent entrer dans l'alimentation de la malade.

Enfin le 8 janvier, le n° 24 est introduit dans le rétrécissement, et la malade peut avaler de petits morceaux de bœuf.

26 janvier 1895. — Le n° 24 passe très facilement et reste en place pendant une heure. Le n° 25 est également introduit, mais ne peut être toléré que quelques instants.

Mlle V... a engraissé de 400 grammes dans la semaine.

2 février. — Le n° 27 est aisément introduit et bien supporté. La sonde stomacale est obstruée. La malade a augmenté de 600 grammes.

19 février. — Le n° 28 a été passé cinq fois avec succès. Le n° 30 est également introduit, mais fait horriblement souffrir la malade et ne peut être laissé en place que cinq minutes.

La sonde stomacale est remplacée par une autre de même calibre dont l'introduction est assez difficile.

9 mars. — Le n° 30 passe aisément et peut être toléré pendant une heure consécutive. Le n° 31 n'est pas encore entré entièrement. La malade mange bien plus facilement et à peu prés de tout; elle a encore engraissé de 600 grammes ; elle pèse alors 50 kilos 200. Quelques bourgeons charnus qui s'étaient développés au pourtour de la fistule stomacale sont cautérisés.

13 mars. — Depuis deux jours, le n° 33 est introduit, mais fait tellement souffrir la malade qu'elle est obligée de l'enlever immédiatement.

Mlle V... a encore augmenté de 400 grammes en huit jours.

19 mars. — Le spasme œsophagien a augmenté et rend très douloureuse l'introduction des sondes.

Le passage du n° 33, sans présenter de difficultés, est horriblement pénible pour la malade qui devient rouge et supplie qu'on la débarrasse.

Le n° 30 lui-même, qu'elle gardait une heure est mal toléré.

L'état général de Mlle V... est bon; elle mange facilement, mais est très affectée depuis quelques jours par la maladie d'un membre de sa famille.

25 mars. — Le n° 33 est introduit assez facilement et bien toléré. La sonde est définitivement retirée de la fistule stomacale.

2 avril — Le n° 33 passe. Les numéros supérieurs pénètrent facilement jusqu'à une profondeur de 34 à 35 centimètres, mais ne peuvent aller plus loin. Mlle V... pèse actuellement 52 kilos.

4 avril. — Etat stationnaire. On introduit l'instrument de Bennett. Une olive de 8 millimètres passe avec la plus grande facilité, mais à partir de 11 millimètres, les olives ne peuvent franchir le rétrécissement inférieur et ne pénètrent qu'à une profondeur de 29 centimètres.

5 avril. — Le n° 34 a réussi à franchir l'obstacle.

BIBLIOGRAPHIE

TILLAUX. — *Anatomie topographique.*

SAPPEY. — *Anatomie descriptive.*

TESTUT. — *Anatomie descriptive.*

FOLLIN. — Thèse agrégation, Paris, 1853.

MAISONNEUVE. — *Clinique chirurgicale*, 1864.

FERRIÉ. — Thèse, Paris, 1874.

PETIT. — *Traité de la Gastrostomie*, 1879.

LANNEGRACE. — *Etude expérimentale des fonctions de l'œsophage*, 1883.

FREY. — Thèse Paris, 1883.

DAUSSE. — Thèse, Bordeaux, 1884.

COHEN. — Thèse, Paris, 1885.

TERRILLON. — *Clinique chirurgicale de la Salpétrière*, 1889.

BOURDON. — Thèse, Bordeaux, 1889.

TILLIER. — Thèse, Lyon, 1891.

GROSS. — *Pathologie et clinique chirurgicales*, 1891.

FORGUE et RECLUS. — *Thérapeutique chirurgicale*, 1892.

BOUVERET. — *Traité des maladies de l'estomac*, 1893.

J. GREIG-SMITH. — *Chirurgie abdominale*, traduit par Vallin, 1895.

GAUTRAND, Thèse, Lyon, 1894.

Traité de Chirurgie.

Revue de Chirurgie.

Bulletin Thérapeutique.

Gazette Hebdomadaire.

www.ingramcontent.com/pod-product-compliance
Lightning Source LLC
LaVergne TN
LVHW012000160826
845678LV00002B/646

* 9 7 8 2 3 2 9 6 7 4 2 8 5 *